AF457671

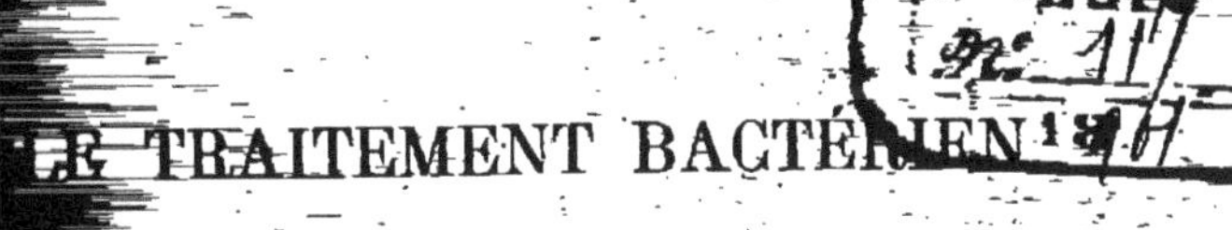

LE TRAITEMENT BACTÉRIEN

DES

AUX D'ÉGOUT

PAR

George THUDICHUM

TRADUCTION DE L'ANGLAIS

PAR

F. LAUNAY

Ingénieur en chef des Ponts et Chaussées.

à l'usage de MM. les Conseillers municipaux

et de MM. les Ingénieurs municipaux

PARIS

RAIRIE POLYTECHNIQUE, CH. BÉRANGER, ÉDITEUR

SUCCESSEUR DE BAUDRY ET Cie

15, RUE DES SAINTS-PÈRES, 15

LIÈGE, 21, RUE DE LA RÉGENCE

1899-1901

LE TRAITEMENT BACTÉRIEN

DES

EAUX D'ÉGOUT

LE TRAITEMENT BACTÉRIEN

DES

EAUX D'ÉGOUT

PAR

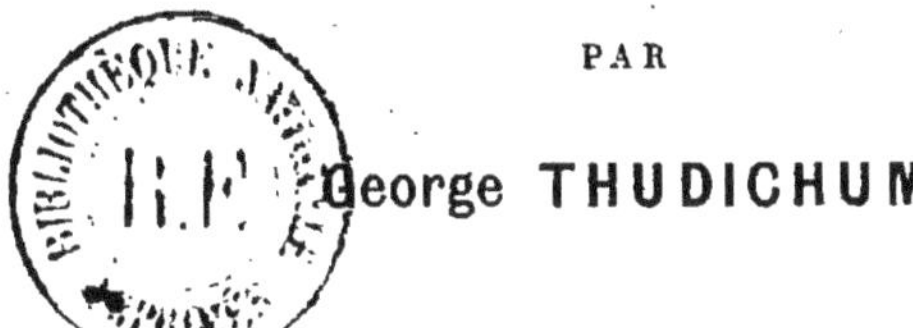

George THUDICHUM

TRADUCTION DE L'ANGLAIS

PAR

F. LAUNAY

Ingénieur en chef des Ponts et Chaussées.

Petit livre à l'usage de MM. les Conseillers municipaux
et de MM. les Ingénieurs municipaux

PARIS

LIBRAIRIE POLYTECHNIQUE, CH. BÉRANGER, ÉDITEUR

SUCCESSEUR DE BAUDRY ET Cie

15, RUE DES SAINTS-PÈRES, 15

MAISON A LIÈGE, 21, RUE DE LA RÉGENCE

1899-1901

LE TRAITEMENT BACTÉRIEN

DES

EAUX D'ÉGOUT

CHAPITRE PREMIER

INTRODUCTION ET HISTORIQUE

Si nous ajoutons aujourd'hui ce petit livre à la liste déjà longue des ouvrages sur le traitement des eaux d'égout, notre excuse est dans cette circonstance qu'il n'existe encore aucun travail exclusivement consacré aux nouvelles méthodes bactériennes d'épuration.

Jusqu'ici, ce sont les procédés chimiques qui ont occupé la première place dans les traités sur la matière, où de nombreuses descriptions ont été données des méthodes, variées à l'infini, d'utilisation des boues. Toutes sortes de dispositions ont été proposées par les inventeurs et les municipalités qui devaient, surtout les premiers, faire fortune avec les engrais contenus dans les eaux d'égout. Mais les temps ont changé comme les opinions : on est aujourd'hui devenu plus sceptique sur la précipitation des boues et l'utilisation avec profit, des eaux usées des populations urbaines, quoique, cependant, les connaissances acquises dans ces derniers temps aient éclairé cette question d'un jour nouveau.

Les autorités locales, qui ont à résoudre le problème de l'utilisation ou de l'épuration des eaux d'égout, doivent tout d'abord se pénétrer de ce principe, établi par la Commission royale de la pollution des rivières, que les eaux d'égout ne sauraient être regardées comme une source de profits, mais constituent une *nuisance*, c'est-à-dire quelque chose dont il faut se débarrasser par les moyens les plus efficaces et les plus économiques. Cette conception devra faire écarter tous procédés où l'on escompte la production d'engrais de valeur ou de matières susceptibles de procurer des bénéfices.

Depuis que le « Local Government Board » exige que le traitement final des eaux d'égout comprenne l'épuration par le sol, il faut bien adopter cette manière de voir sans autre discussion dans la plupart des villes de l'intérieur du pays. Mais tous les procédés chimiques, préliminaires à l'épuration finale par le sol, quels qu'ils soient, doivent être frappés d'interdit et absolument abandonnés, excepté dans le cas de villes où les eaux d'égout sont tellement influencées par les eaux résiduaires des industries locales qu'elles contiennent des substances capables d'entraver le développement des microbes ou des matières insolubles en assez grande quantité pour encombrer les lits de bactéries.

Tous les procédés chimiques de précipitation produisent des boues ; les boues sont une plaie, une abomination qu'il faut éviter ; aussi, sauf l'exception ci-dessus, on ne doit pas songer à recourir aux procédés chimiques et cela s'applique à la grande majorité des cas.

D'autre part, l'irrigation sans traitement préalable finit toujours par échouer, à moins que le sol ne soit d'une nature exceptionnelle et qu'on ne dispose d'une très grande surface par rapport à la population desservie. Les eaux d'égout de Londres, par exemple, exigeraient, pour être traitées directement par le sol, en le supposant de la nature la plus favorable, une surface de cent milles carrés de terres irriguées (26 000 hectares) ; encore ne faudrait-il pas subordonner l'épuration des eaux d'égout, objet principal de l'entreprise, à la production des récoltes.

Écartant ainsi les procédés d'épuration chimique et l'irrigation, il nous reste l'action des bactéries sur des surfaces convenablement préparées, ce qu'on peut appeler la méthode purement naturelle mise en œuvre dans des conditions véritablement contrôlables.

A notre sens, deux adaptations de ce principe se sont montrées véritablement pratiques et sont susceptibles d'être appliquées sur une grande échelle : le système de Sutton et le « Septic tank » ; sans vouloir critiquer les autres dispositions ingénieuses qui ont été inventées dans le même ordre d'idées, on peut dire qu'en dehors de ces deux procédés tous les autres ont recours à des dispositifs plus ou moins artificiels, coûteux ou susceptibles de défaillance.

Au contraire, par chacune des deux méthodes mentionnées plus haut, sans aération mécanique, sans chauffage artificiel, sans surveillance pour ainsi dire, on obtient d'excellents résultats et à bon marché.

Mais, dira-t-on, lequel des deux doit être préféré? C'est là une question que les autorités devront trancher suivant leur inclination spéciale et d'après les conditions locales et économiques qu'il est de leur devoir d'étudier, car, au point de vue de l'efficacité, les deux procédés sont dignes de la même considération.

Point n'est besoin de discuter ici les mérites de chacun des deux systèmes sur lesquels au surplus nous reviendrons plus loin. Mais ce que nous voudrions bien faire comprendre aux autorités locales c'est que leur seul espoir de réaliser un traitement des eaux d'égout, leur procurant quelque avantage, réside dans l'adoption des méthodes bactériennes : les dépenses d'exploitation ne sont pas élevées ; les eaux effluentes ou épurées contiennent les phosphates, les alcalis et l'azote sous la forme la mieux assimilable par les plantes, c'est-à-dire de nitrates ; il n'y a plus de matières solides en suspension susceptibles de feutrer le sol ; enfin, et c'est là le plus important, ces eaux effluentes peuvent être, sans danger, déversées dans les cours d'eau, même de faible importance, toutes les fois que la terre et les récoltes n'en ont point besoin.

L'économie réalisée avec l'un ou l'autre des deux procédés est véritablement frappante. C'est la dépense des produits chimiques qui est la charge la plus lourde dans la plupart des procédés de précipitation, et l'utilisation des boues est excessivement coûteuse, quelque soit le procédé adopté. C'est peut-être à Londres qu'on a trouvé le moyen le plus économique de se débarrasser des boues en les chargeant dans des bateaux spéciaux qui vont les conduire et les déverser en mer. La dépense occasionnée par les produits chimiques, à Barking et à Crossness, est de 20 000 livres par an (500 000 fr.) ; le transport des boues par bateau revient à 4 pence 1/4 par tonne, soit à 40 000 livres par an (1 000 000 fr.) ; l'ensemble représente une dépense de 60 000 livres (1 500 000 fr.), c'est-à-dire l'intérêt annuel d'un capital de 2 millions de livres (50 millions de francs). Si nous estimons à 25 p. 100 de son volume total la capacité d'un lit de bactéries à gros matériaux et si nous supposons que chaque lit soit mis en activité deux fois par jour de vingt-quatre heures, enfin si nous évaluons à 3 000 livres (75 000 fr.) par acre (4 pieds de profondeur) le coût de la construction des lits de bactéries, nous arrivons à cette conclusion que Londres, avec une dépense de un million de livres sterling (25 000 000 fr.), réaliserait une économie réelle de 30 000 livres par an (soit 750 000 fr.). Cela suppose encore que les salaires resteraient ce qu'ils sont aujourd'hui tandis qu'au contraire ils seraient très largement réduits.

Ce n'est certes pas chose facile que d'écrire un historique complet des découvertes et des progrès par lesquels on est parvenu à l'état actuel de nos connaissances sur la purification des eaux d'égout. Quelques observateurs ont noté des faits particuliers dont l'application générale leur a échappé ; d'autres, au contraire, ont tiré parti des connaissances acquises pour en former un ensemble. Il faudrait donc départager des prétentions rivales entre ceux qui ont découvert les organismes nitrifiants et ceux qui ont su mettre à profit cette découverte. Pour éviter ces questions délicates de priorité, nous passerons les dates sous silence et nous indiquerons simplement les étapes principales du progrès, celles qui ont véritablement fait époque.

C'est ainsi que l'histoire du traitement des eaux d'égout est marquée d'abord par les travaux de Schlœsing et de Müntz qui ont démontré que le ferment nitrique est un organisme vivant, puis par les expériences du Massachusetts sur la filtration des eaux d'égout, par les expériences de Barking à la suite des premières, par la découverte de Scott-Moncrief qui proposa la transformation en peptones de la matière organique par l'action des bactéries, suivie de la nitrification au moyen d'un dispositif différent, par l'invention du Septic tank ou fosse septique de Cameron, enfin par l'application du système Dibdin maintenant bien connu sous le nom de système de Sutton. Depuis la première de ces étapes jusqu'à la dernière, c'est-à-dire de 1877 à 1896, un grand nombre d'observateurs ont reconnu le rôle important des micro-organismes dans la destruction des matières usées et nous ne pouvons que faire une brève mention de leurs vues et de leurs recherches ingénieuses, en raison du cadre restreint de cette brochure. Nous nous bornerons donc à traiter des expériences que nous venons d'indiquer comme caractérisant les phases principales de l'histoire des traitements bactériens.

Il y a déjà nombre d'années que Pasteur formulait cette opinion que la nitrification est due à un ferment organisé. En 1877, Schlœsing et Müntz démontraient que les matières azotées contenues dans les eaux d'égout peuvent être oxydées et nitrifiées par le passage à travers un filtre de sable quartzeux recouvert de pierre calcaire ; le temps écoulé avant que le filtre fut actif et que la nitrification apparût indiquait bien la nécessité du développement des germes ; ils prouvaient également que la vapeur du chloroforme empêche la nitrification. Leurs expériences mettaient deux faits en lumière : 1° les eaux d'égout contiennent un ferment capable de produire la nitrification de l'azote contenu dans les matières organiques ; 2° ce ferment est un organisme vivant. On peut donc dire que c'est à ces deux observateurs que revient l'honneur d'avoir fait travailler le premier lit de bactéries pour l'épuration des eaux d'égout.

En 1889, le Bureau d'hygiène du Massachusetts commençait cette belle série d'expériences sur l'épuration des eaux d'égout par la filtration, à la suite desquelles il fut bien établi que la purification était due à l'action des bactéries et que les conditions nécessaires étaient la présence de l'air et le mouvement lent d'une mince couche d'eau en contact avec la surface des matériaux filtrants. Mais cela ne nous conduisait pas encore assez loin, la quantité d'eau d'égout traitée par unité de surface du filtre était trop faible pour que le procédé fut praticable, même dans les circonstances les plus favorables.

C'est alors que le Conseil de comté de Londres, sur l'avis de son chimiste. M. Dibdin, reprit le travail au point où l'avait laissé le Bureau d'hygiène de Massachusetts et entreprit à Barking, de 1892 à 1896, des expériences sur la filtration bactérienne des eaux décantées provenant de l'épuration chimique du sewage londonien ; les résultats en ont été publiés dans les rapports officiels du Comité de drainage, dans un rapport du chimiste discuté à la Société de chimie industrielle et aussi dans une communication faite par M. Thudichum à la Société des Ingénieurs en décembre 1896. En résumé, on trouva que les eaux provenant du traitement chimique pouvaient être traitées sur un lit ou filtre composé de menu coke de 3 pieds de profondeur (0,91 m.) à la dose de 1 million de gallons (4 500 m^3) par acre (40 ares) et par jour et que la purification obtenue était supérieure à celle de toutes les autres méthodes de traitement sauf l'épuration sur le sol cultivé, lorsque les conditions sont tout à fait favorables.

M. Scott-Moncrief fut le premier à montrer qu'il y a, à la vérité, deux étapes dans la purification bactérienne des eaux d'égout, savoir : d'abord la solubilisation ou transformation en peptones des matières organiques, c'est-à-dire leur préparation pour l'oxydation finale, puis la nitrification de l'azote. La disposition qu'il avait adoptée, bien modifiée depuis, consistait à l'origine en un lit filtrant de cailloux, de coke et de gravier travaillant anaérobiquement et que l'eau d'égout traversait de bas en haut; l'eau passait ensuite d'une façon continue dans un canal rempli de menu coke et d'une section demi-circulaire.

Enfin, l'évolution continuant vit éclore les deux méthodes de traitement biologique qui sont connues du public sous le nom de : Septic tank ou fosse septique et Système de Sutton. Puisque nous devons, plus loin, les décrire en détail, qu'il nous suffise de dire ici qu'on retrouve dans les deux procédés les deux phases du traitement : dans le système du septic tank, ce sont les organismes anaérobies qui sont chargés de la première partie du travail, tandis que, dans le système de Sutton, la plus grande partie du travail est effectuée par les aérobies ; au fond, le résultat final est identique dans les deux cas.

Toutes les autres méthodes bactériologiques dérivent de ces deux types ; les principes sont les mêmes et les différences ne portent que sur les détails de construction, constitution des lits, mode de distribution des eaux, etc. La publication des résultats obtenus à Exeter et à Sutton devait exciter l'esprit d'ingéniosité d'une légion d'inventeurs : c'était dans l'ordre. Nous discuterons plus loin celles de ces transformations qui sont parvenues à notre connaissance.

Notre historique serait incomplet si nous ne disions un mot de la filtration intermittente sur le sol nu signalée par Sir E. Frankland à la Commission de la pollution des rivières et mise en pratique, avec un certain succès, à Merthyr-Tydwill par M. Bailey-Denton. Ce n'était, au fond, que la méthode des lits de bactéries moderne et si elle n'a pas complètement réussi, c'est faute par son promoteur d'avoir réalisé les conditions de bon fonctionnement qui sont aujourd'hui reconnues comme essentielles. Si la terre est suffisamment poreuse, pas trop profonde, et si les drains sont disposés de manière à permettre de retenir l'eau d'égout en contact avec le sol pendant un certain temps, une surface ainsi préparée pour la filtration intermittente reproduit exactement les lits de bactéries de Barking et de Sutton. Dans le Massachusetts, quelques acres de terrain sont maintenant aménagés ainsi parce que le sol, y étant composé de gros sable, se prête admirablement à cet usage.

CHAPITRE II

LE SYSTÈME DE SUTTON

Le système de Sutton, ou système aérobique de purification des eaux d'égout, est sorti des expériences entreprises par le Bureau des Travaux métropolitains et le Conseil de comté de Londres de 1884 à 1896. Lorsque l'auteur entra au service municipal, en février 1884, M. Dibdin, alors chimiste du Conseil, était déjà en possession de cette vérité fondamentale que, quel que soit le procédé de purification des eaux d'égout, on y doit développer les organismes qui assurent l'épuration et non les troubler ni les détruire.

Le Dr Dupré, à titre de conseil pendant les trois ou quatre premières années d'expériences, avait précisément des vues analogues sur l'importance de l'action des bactéries et les études furent dirigées dans ce sens. Le chlorure de chaux. d'abord utilisé comme désinfectant, fut abandonné et remplacé par le permanganate de soude, parce que ce dernier détruisait l'odeur sans tuer les organismes vivants tandis que le premier était un bactéricide. Des expériences étaient tentées sur l'aération en vue de faciliter aux microbes l'accomplissement de leurs fonctions. La quantité de produits chimiques pour la précipitation était réduite autant que possible, moins par économie que pour éviter l'action antiseptique de la chaux. Il est clair que tout cela était fait en vue de la préservation des micro-organismes et de la réalisation des conditions favorables à leur action. Nos connaissances acquises aujourd'hui mettent le fait en lumière ; mais en 1887, l'opinion n'était pas favorable aux biologistes ! Lorsque, cette même année, au cours de la discussion d'un rapport soumis à l'Institut des Ingénieurs civils, M. Dibdin émit cette idée, avec l'appui du Dr Dupré, qu'à coup sûr la vérité en matière de traitement des eaux d'égout consistait dans l'addition d'une culture d'organismes appropriés, l'assistance entière — et le théâtre était bien rempli — fut prise d'un fou rire. Seul, le Dr Angell osa affirmer la possibilité d'une telle méthode et qualifia la conception de « philosophique, scientifique, et raisonnable ». Il est bien vrai que l'expérience a prouvé depuis que la méthode, indiquée alors et qui consiste dans l'addition au sewage de cultures appropriées, n'est pas la meilleure ; mais au fond, on ajoute le sewage aux micro-organismes appropriés et soigneusement cultivés dans des conditions convenables, le principe est le même, ce n'est qu'un autre mode d'application.

Cependant, l'importance des expériences du Bureau d'hygiène de Massachusetts n'avait pas échappé au Comité de drainage du comté de Londres qui décida, en 1892, de pousser plus loin les recherches dans la même direction, en vue de s'assurer si les procédés, étudiés jusque-là dans le laboratoire et qui n'avaient, pour ainsi dire, qu'une valeur académique, pouvaient être généralisés et pratiqués sur une grande échelle. C'est ainsi que furent construits les premiers lits filtrants, de petites dimensions et constitués de matériaux divers, afin de trouver ceux qui valaient le mieux. Et, finalement, fut établi un lit couvrant exactement une superficie d'un acre (40 ares) rempli de menu coke sur 3 pieds de profondeur (0,91 m.) et recouvert de trois pouces de gravier. Est-il besoin de rappeler ici les résultats obtenus avec ce filtre qui sont bien connus de tout le monde ?

En 1894, Sutton avait dépensé 66 000 livres (1 650 000 fr.) pour ses travaux et sa ferme irriguée à l'eau d'égout. Le système adopté était celui de la précipitation chimique suivie d'une filtration artificielle à travers une matière brevetée ; les boues étaient réduites en tourteaux. Dès 1895, l'administration de Sutton était déjà dans l'impossibilité de satisfaire aux prescriptions du service de la Protection de la Tamise par suite de l'impuissance des filtres à traiter l'effluent des bassins de précipitation. C'est alors que M. Dibdin, appelé en consultation, proposa de remplacer les filtres brevetés par des filtres du genre des lits de Barking, composés de menu coke et, plus tard, de ballast d'argile cuite (argile cuite cassée en petits morceaux).

On obtint immédiatement un progrès sensible et une amélioration notable de l'eau épurée ou effluente ; mais les boues encombrantes restaient toujours. En 1896, M. Dibdin, qui avait déjà proposé au Conseil de comté de Londres d'expérimenter sur une large échelle le traitement de l'eau d'égout brute, suggéra à l'administration de Sutton l'idée de remplacer les bassins de précipitation chimique et les presses à boue par des filtres ou lits de gros matériaux dans les interstices desquels se détruiraient les matières organiques en suspension. La proposition fut aussitôt adoptée et l'eau d'égout brute arriva pour la première fois, sur le premier lit de bactéries à gros grains, en octobre 1896. L'expérience réussit au delà des espérances. Ce premier lit avait une surface de 186 yards carrés (155,49 m^2) et une profondeur de 3 pieds et demi (1,06 m.) portée quelque temps après à 5 pieds (1,52 m.) ; il a traité jusqu'à 22 millions de gallons (99 000 m^3) d'eau d'égout brute, c'est-à-dire n'ayant subi aucun traitement chimique avant le filtrage ; il a dissous 185 tonnes de matières solides, c'est-à-dire une quantité équivalente à la moitié de sa capacité ; il a été rempli 2 000 fois, soit 2 fois 1/4 par jour en moyenne, et il traite encore 20 000 gallons (90 m^3) d'eau brute par jour.

La municipalité de Sutton, prompte à saisir l'importance de cette révolution dans le traitement des eaux d'égout, n'hésita pas à établir de nouveaux lits semblables au premier.

Comme les nouvelles applications confirmaient le succès du premier lit, le Conseil de district n'hésita pas à demander au « Local Government Board » l'autorisation de contracter un emprunt pour achever sans délai la transformation de ses installations ; mais l'administration supérieure blâma le Conseil de Sutton et refusa l'autorisation. Il n'y a pas de barrière qui cependant puisse arrêter la marche du progrès scientifique : aussi, le Conseil de Sutton a continué les transformations et le procédé biologique ou aérobique est en train de détrôner les vieilles et primitives méthodes de précipitation chimique.

Dans la méthode de Sutton, les eaux d'égout passent d'abord sur un crible ou tamis où sont arrêtées les matières volumineuses qui seraient susceptibles, en ne pénétrant pas dans les interstices du lit, d'en obstruer et d'en boucher la surface. S'il s'agit d'une ville drainée suivant le système unitaire, c'est-à-dire si les égouts reçoivent, en même temps que les eaux ménagères et de water-closets, les eaux de pluie et de surface, des précautions doivent être prises pour intercepter le sable des rues qui, sans cela, diminuerait la capacité liquide du lit filtrant et en gênerait l'aération. D'ailleurs, aucun autre traitement préliminaire n'est nécessaire à moins que, et ce sont des cas très particuliers, les eaux d'égout ne contiennent des ingrédients microbicides ou des résidus d'usine dangereux, comme nous l'avons dit dans l'introduction.

Les eaux d'égout ainsi tamisées sont alors dirigées sur le lit de bactéries à gros grains. C'est un réservoir en maçonnerie ou simplement formé par une excavation du sol, lorsque les conditions s'y prêtent, rempli avec des fragments de coke ou d'argile cuite, de la brique concassée, du mâchefer ou d'autres matériaux analogues, les morceaux étant d'une dimension telle qu'ils puissent passer dans un anneau de 3 pouces (0,075) tout en étant débarrassés des parties fines par le criblage. Dans les dernières expériences du Conseil de comté de

Londres, les matériaux du filtre étaient de la grosseur d'une noix. Des dispositions sont prises pour la distribution de l'eau à la surface du filtre de manière à éviter qu'elle y entre toujours aux mêmes points, bien que, à la vérité, les aspersoirs ou autres appareils spéciaux ne soient pas indispensables. Les lits sont drainés à leur partie inférieure avec des tuyaux disposés à joints ouverts comme dans le drainage agricole. Des appareils très simples, de n'importe quel sytème, assurent l'introduction et la vidange. On voit, par cette description que l'établissement de lits de bactéries est une opération très simple ; mais, dans chaque cas, leur nombre, leur étendue, leur profondeur, la nature et la grosseur des matériaux, la puissance de travail du lit, devront être l'objet d'un examen minutieux suivant les circonstances locales.

L'introduction de l'eau d'égout dans le lit dure jusqu'au moment où elle atteint le niveau supérieur des matériaux filtrants. On ferme alors la vanne d'introduction et on laisse le lit plein pendant deux heures environ ; si on le laissait plus longtemps, il serait à craindre que l'action anaérobique ne se substitue à celle des aérobies ; si, au contraire, on écourtait cette période, les organismes n'auraient pas le temps d'accomplir leur œuvre. Pendant ces deux heures, les matières organiques en suspension se déposent dans les interstices des matériaux du lit et sont partiellement solubilisées tandis que la matière organique en solution est oxydée à peu près dans la proportion de moitié. On vide alors le premier lit et le produit de la vidange est envoyé sur un second lit de construction analogue mais avec matériaux à grains fins ; on laisse le premier lit au repos pendant le même temps. Dans ce second lit à grains fins, ce qui reste de matière solide en suspension et qui a pu échapper au premier est finalement solubilisé et oxydé, et la purification de la matière organique en dissolution se continue. Désire-t-on un degré de purification plus avancé, par exemple dans le cas où le volume des eaux épurées est important par rapport au débit du cours d'eau dans lequel on les déverse, ou si ce dernier sert à la fourniture de l'eau potable dans une ville peu éloignée de la décharge, il suffira alors de faire passer les eaux effluentes du second lit sur un troisième à grains encore plus fins (gros sable). C'est ainsi qu'à Hampton, à Middlesex, on a adopté le triple traitement, c'est-à-dire trois lits successifs, et cela sur le conseil de M. Dibdin et de l'auteur, et l'on peut dire que l'effluent (c'est-à-dire les eaux épurées obtenues), quoique provenant d'eaux d'égout très impures et excessivement polluées, est assurément le plus remarquable qu'aient jamais produit des travaux d'épuration d'eaux d'égout en service courant.

Il ne faut pas croire qu'un lit de bactéries cesse de travailler lorsqu'on vient de vider l'eau qu'il contenait. Une partie de la boue reste dans les matériaux du filtre, celle qui n'a pas été dissoute et oxydée lorsque le lit était plein ; puis, l'air circulant dans tous les interstices, les microbes aérobies trouvent les conditions favorables à leur activité et à leur reproduction : nourriture, humidité, oxygène, obscurité et température constante ; les matières déposées sont attaquées et, en quelques heures, le lit est prêt pour un nouveau chargement.

On ne saurait encore donner une règle générale au sujet de la quantité d'eaux d'égout que peut traiter par jour un lit de bactéries. Le « Local Government Board » prescrit cependant de mettre un lit en service une fois par jour et fixe arbitrairement sa capacité liquide au quart de son volume géométrique. D'après cela, un lit ne pourrait traiter journellement que le quart de son volume ; en d'autres termes, pour chaque pied cube du débit des égouts par temps sec, il faudrait prévoir 4 pieds cubes de lit de bactéries. Le but du « Local Government Board », en poussant aussi loin l'exigence, est vraisemblablement de permettre de traiter de la même façon une partie des eaux d'orage et cette question sera discutée dans le chapitre VI. Mais, en réalité, la pratique a prouvé qu'un lit peut être rempli deux fois par jour et même qu'il fournit alors un meilleur travail que s'il ne fonctionnait qu'une fois.

Le premier lit de Sutton a été rempli plus de deux fois par jour et cela pendant une période de trois ans. Hâtons-nous d'ajouter qu'il y a un inconvénient à le faire travailler trop souvent parce que la capacité liquide diminue à chaque chargement. La moyenne de deux remplissages par jour paraît être ce qui convient le mieux pour un travail régulier. Si nous mettons de côté les cas particuliers ou exceptionnels et si nous prenons comme bonne la proportion de 25 p. 100 fixée par le « Local Government Board », nous trouverons alors que, pour traiter un million de gallons d'eau d'égout (4 500^{m3}) par jour, les lits étant remplis deux fois, il faudra 320 000 pieds cubes de lits à gros grains et autant de fins, soit une surface totale de 3 acres 2/3 (avec 4 pieds de profondeur) pour le double traitement.

Les lits à grains fins peuvent être travaillés constamment à haute dose ; néanmoins, si l'on veut assurer la régularité du remplissage, de la vidange et de l'aération, il est bon de faire correspondre les lits fins avec les lits à gros grains de manière qu'ils travaillent par paires. Nous avons déjà dit qu'il n'est pas besoin d'employer d'appareil spécial pour la distribution ; beaucoup, cependant, ont été inventés et brevetés, mais leur usage est limité aux filtres qu'on veut faire travailler continuellement. Nous aurons l'occasion plus loin de nous occuper de quelques-uns de ces distributeurs spéciaux.

Quant aux appareils de chauffage, nous estimons qu'ils doivent être absolument proscrits. D'abord parce qu'ils sont inutiles, la température se maintenant toujours un peu plus élevée dans un lit en activité ; et, ensuite, parce qu'ils sont trop coûteux.

Mais, même abstraction faite du prix prohibitif des procédés de chauffage, il a été prouvé surabondamment que cette précaution n'est nullement nécessaire. Le filtre de Barking, lors du grand hiver de février-mars 1895, a été couvert, pendant quatre semaines, d'une couche de glace avec quelques crevasses seulement du côté de l'introduction et cela n'a pas empêché le lit de travailler tout le temps avec succès. Les expériences du Massachusetts ont également prouvé que l'hiver américain n'a pas ralenti l'activité des lits de bactéries ; seule, la nitrification est un peu diminuée par l'action d'un froid intense et une certaine quantité d'azote s'accumule dans le lit ; au printemps, la nitrification reprend toute sa vigueur et la provision d'azote est bien vite oxydée et entraînée. A Leeds,

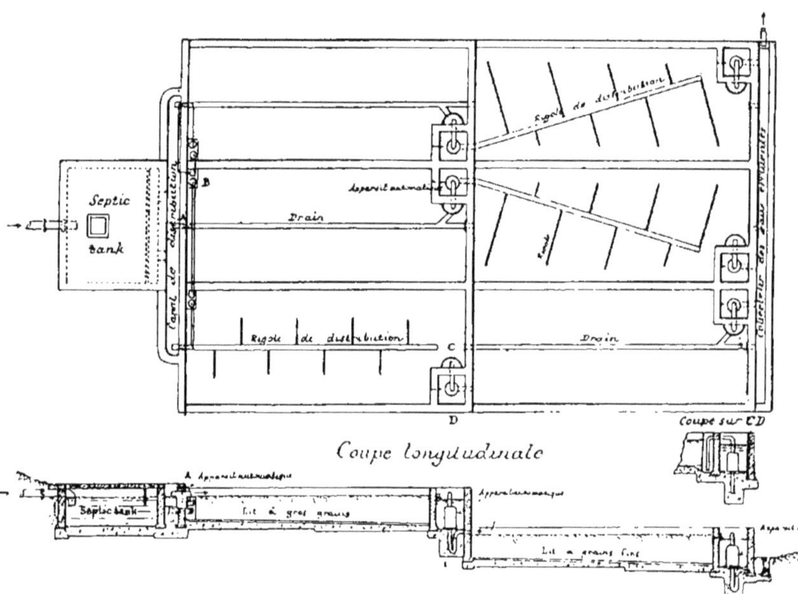

Fig. 1. — Installation type avec appareils Adams.

on a remarqué que le fond d'un lit est toujours chaud, et, dans une expérience actuellement en cours au nord de l'Ecosse avec des eaux de distillerie, on constate que la température des lits est fréquemment supérieure de 30° F. (16°) à celle de l'air extérieur. Finalement, les administrations municipales n'ont pas à se préoccuper de dispositifs de chauffage, inutiles et coûteux.

Les seuls appareils mécaniques qui puissent être appliqués utilement aux lits de bactéries sont ceux de contrôle automatique pour le remplissage, le maintien du bassin plein, et la vidange. Nous en indiquerons deux : celui de Cameron, qui consiste dans un jeu de seaux à bascules ouvrant ou fermant des vannes et qui est la propriété du Syndicat du Septic tank ; et celui de M. Adams, basé sur la propriété des siphons. Le grand avantage de ce dernier consiste dans ce que le siphon peut être établi de manière à s'amorcer pour la vidange au moment où l'eau a atteint un certain niveau et, par suite, chaque lit est complètement indépendant des autres.

CHAPITRE III

LE PROCÉDÉ DE SUTTON (*suite*).

D'aucuns prétendent que l'action des anaérobies n'est pas seulement utile mais qu'elle est absolument indispensable pour préparer les matières organiques des eaux d'égout en vue de leur oxydation finale ; et l'on a considéré le premier lit à bactéries de Sutton comme un moyen de réaliser le travail anaérobique dans des conditions aérobiques. Quoique nous croyions à l'action des organismes anaérobiques, nous ne les regardons pas comme essentiels, et une étude attentive du lit bactérien nous a conduit à penser que l'action est principalement aérobique. Cela est si vrai que la puissance du lit décroît si l'aération est diminuée, comme, par exemple, par l'obstruction de la surface du lit.

Nous avons jusqu'ici parlé du système de Sutton dans ses applications au traitement du sewage des villes ; mais le procédé est également applicable aux petites communautés et aux propriétés individuelles. A Radley-collège, par exemple, le difficile problème de l'évacuation des eaux usées a été résolu de cette manière : les eaux sales passent d'un large réservoir collecteur dans des lits de bactéries en coke à gros grains servant alternativement chaque jour et ayant chacun une capacité suffisante pour contenir le débit quotidien. Les eaux évacuées du lit à gros grains sont envoyées dans un lit à grains fins où elles séjournent deux heures et d'où elles sont finalement dirigées vers la rivière. Nous avons eu l'occasion d'examiner les eaux ainsi épurées : elles sont claires, incolores, inodores et d'une pureté exceptionnelle à l'analyse. Une installation analogue a été réalisée dans le parc d'une grande maison de campagne (Sussex) ; là, on fait passer les eaux épurées par un petit canal élégamment aménagé dans un réservoir à poissons. La méthode a été adoptée dans des asiles d'aliénés et dans des hôpitaux d'isolement ; elle a ce grand avantage d'être applicable dans n'importe quelle proportion, les petites installations donnant des résultats absolument comparables aux grandes.

Pour de petites installations, MM. Adams et Cie ont construit un appareil automatique composé de deux lits à gros grains et d'un lit à grains fins avec alimentation et vidange par siphons ; cet appareil économique, facile à transporter et à installer, peut rendre de grands services aux propriétaires de petites maisons de campagne.

Nous ne voudrions pas fatiguer le lecteur par l'examen de nombreux tableaux d'analyses ; nous devons cependant donner quelques chiffres qui montrent ce dont la méthode est capable. Le tableau suivant contient les résultats d'analyses poursuivies pendant douze mois (1er octobre 1898 au 30 septembre 1899) à Sutton où les eaux d'égout recueillies par le système séparé sont très concentrées et très impures, sans résidus industriels cependant [1].

	AMMONIAQUE		OXYGÈNE ABSORBÉ		AZOTE		Matières en suspension.	Chlore.
	libre et en sel.	organique.	d'abord.	en 4 heures.	des nitrites.	des nitrates.		
Eau sortant des lits à gros grains . .	5.14	0.217	0.39	2.024	0.028	0.110	5.87	9.6
Eau sortant des lits à grains fins. . .	1.21	0.084	0.	0.828	0.04	3.03	0.	9.34

Pour apprécier ces résultats, il ne faut pas oublier que la totalité des matières organiques en suspension est attaquée et détruite. A Sutton, ces matières représentent 86 p. 100 000 et l'épuration est au moins de 98 p. 100.

Le second rapport du Dr Clowes au Comité de drainage du Conseil de comté de Londres (1899) contient des résultats intéressants au sujet du degré d'épuration obtenu par les procédés bactériens. Ainsi, prenant la quantité d'oxygène absorbé comme terme de comparaison, on voit que, par rapport à l'eau d'égout brute, les procédés chimiques épurent dans la proportion de 16,9 p. 100, tandis qu'un seul lit de coke donne 51,3 p. 100.

« Par la substitution d'un simple lit de bactéries » avec coke à la précipitation chimique, les eaux » rejetées à la rivière seraient purgées des impuretés

[1] Les résultats sont exprimés ici comme dans les tableaux suivants, en parties pour 100 000.

» en suspension et auraient, par rapport aux matières » putrescibles, un coefficient de 51,3 au lieu de 16,9 » dans le système actuel de précipitation chimique, ce » qui représenterait une amélioration de 67,1 p. 100.

« L'action des bactéries, se continuant dans la » rivière, amènerait bientôt le liquide effluent à un » état comparable à celui de la rivière elle-même. »

Si nous considérons la pollution par les matières organiques en suspension comme égale à celle des matières en dissolution, nous pouvons dire que la purification obtenue par un traitement seulement est d'environ 75 p. 100 ; et c'est avec juste raison que le Dr Clowes compte sur l'oxydation dans la rivière même pour les 25 p. 100 restants.

Le tableau qui suit est instructif parce qu'il montre les résultats obtenus à Sutton avec divers matériaux employés pour la constitution des lits :

UN SEUL LIT DE BACTÉRIES A GROS MATÉRIAUX							
MATÉRIAUX DU LIT	AMMONIAQUE		OXYGÈNE ABSORBÉ		AZOTE		CHLORE
	libre et en sel.	organique.	d'abord.	en 4 heures.	des nitrites.	des nitrates.	
Ballast. . .	5.14	0.217	0.39	2.024	0 028	0.110	9.6
Ardoise . .	9.2	0.6	1.3	5.5	0.	0.	10.7
Granit. . .	5.0	0.308	0.52	2.52	0.09	0.	8.96
Calcaire . .	8.7	0.6	0.7	4.43	0.	0.06	11.07

Le chlore montre que le sewage était très concentré ; les eaux effluentes devraient être traitées sur les lits à grains fins.

Il y a un point qui est très intéressant, c'est la comparaison entre le volume géométrique du lit, sa capacité liquide et la quantité de coke ou de ballast. L'effluent du lit à gros grains, constitué avec ces deux derniers matériaux, est d'une qualité supérieure à celui qu'on obtient avec le calcaire, le granit ou l'ardoise ; mais, tandis que la capacité liquide du lit de ballast ne peut dépasser 20 à 25 p. 100, elle atteint 48 à 50 p. 100 avec le granit ou les pierres schisteuses. Si l'on pousse plus loin l'expérience, on trouve que les lits à grains fins, en granit ou en ardoise, peuvent traiter l'effluent aussi bien qu'avec le coke ou le ballast. Il serait donc possible, et nos expériences de Barking ne nous laissent aucun doute à cet égard, de réduire de moitié la surface nécessitée par les lits à gros grains. Il va de soi que cela ne s'applique qu'au cas où l'on doit recourir aux lits à grains fins ; si l'on a affaire à une ville dont les eaux sont déversées dans la mer ou dans la partie maritime d'une rivière, un seul traitement est nécessaire et, alors, il faut éviter de constituer les lits avec du granit ou de l'ardoise.

CHAPITRE IV

LE SYSTÈME DU « SEPTIC TANK »

En 1895, M. Donald Cameron, Ingénieur municipal à Exeter, convaincu, à la suite de ses recherches, que les matières solides contenues dans les eaux d'égout étaient susceptibles de se décomposer et de se dissoudre par l'action des micro-organismes anaérobiques, construisit un appareil pour traiter les eaux de cette manière. La première partie de l'opération s'effectuait anaérobiquement dans un réservoir fermé et la purification était achevée dans des filtres de mâchefer du système de Barking. Le succès couronna les efforts de M. Cameron : le principe du « Septic tank » était établi.

La différence capitale entre cette méthode et celle de Sutton est que, dans le premier cas, ce sont principalement les anaérobies et, dans le second, les aérobies, qui sont appelés à effectuer la dissolution des matières en suspension et la décomposition préalable des substances organiques complexes. Nous disons *principalement* avec intention, parce qu'il n'est pas douteux qu'il n'y ait un peu d'action anaérobique dans le lit de Sutton surtout lorsqu'il est plein ; et l'expérience a prouvé que les aérobies se multiplient dans une plus grande proportion que les anaérobies dans le réservoir septique. Néanmoins, d'après les analyses chimiques, l'action du Septic tank est surtout anaérobique, tandis que celle du lit de bactéries de Sutton est surtout aérobique.

L'installation d'expérience à Exeter (Belle-Isle), et qui, depuis, a servi de type pour les extensions du procédé, comprend une chambre à sable, le réservoir ou « Septic tank » proprement dit, et enfin 5 lits filtrants dont 4 en activité et un en réserve. Le Septic tank a une capacité d'environ 54 000 gallons (245 m^3) correspondant au débit pendant dix-huit à vingt heures des égouts du district qu'il dessert. La chambre à sable fait partie intégrante du réservoir ; elle est limitée par un mur situé à 7 pieds environ de l'entrée, arasé à un pied au-dessous de la surface du liquide dans le réservoir et divisée en deux parties par une cloison médiane. La vitesse n'étant dans cette chambre que de 2 pieds par heure (0,61 m.), le sable et les détritus de la rue se déposent totalement et l'eau introduite dans le Septic tank ne contient plus que des traces de matières minérales en suspension. Le Septic tank, y compris la chambre à sable, a 64 pieds 10 pouces (19,77 m.) de longueur ; l'eau d'égout y séjourne de dix-huit à vingt-quatre heures suivant le débit du collecteur ; là, la matière organique en suspension est dissoute et la matière organique en dissolution est décomposée par l'action microbienne, si bien que l'effluent sortant du réservoir est déjà oxydé dans la proportion de 50 p. 100 et que tout est préparé pour subir l'action oxydante des aérobies dans les lits subséquents. Le réservoir est construit en briques avec mortier de ciment et recouvert d'une voûte de même nature.

A la sortie du réservoir, dont l'orifice est au-dessous du niveau de l'eau, l'effluent passe dans une chambre de jauge avec échelle graduée et circule dans un canal allongé en forme d'auge d'où elle tombe sur les côtés en nappe mince, de manière à être bien aérée, pour entrer dans les lits aérobiques. Ceux-ci sont remplis avec du mâchefer, sauf un qui est garni de poussière de coke, et chacun a 80 yards carrés de superficie (66,88 m^2) avec 5 pieds de profondeur (1,52 m.). Au moyen d'appareils très ingénieux dus à M. Cameron, les phases successives du fonctionnement du filtre sont réglées automatiquement : remplissage, station du filtre plein, vidange, arrêt pour l'aération du filtre vide. Le n° 1, après s'être rempli, reste plein pendant que le n° 2 se remplit à son tour ; puis il est vidé pendant que le n° 3 et le n° 4 sont successivement en remplissage.

On voit donc que la méthode adoptée n'est pas la filtration ordinaire, mais bien une sorte de reproduction du procédé inventé à Barking qui consiste à laisser le lit une fois plein en contact avec l'eau pendant un certain temps. Nous devons faire remarquer, à ce propos, qu'au début l'installation de Belle-Isle était défectueuse en ce que la durée de ce contact était variable et dépendait du débit des égouts ; mais cela a été modifié depuis de manière à rendre constante la période du contact.

Après cette double opération, l'eau épurée est remarquablement claire, incolore et inodore, elle n'est pas putrescible si on la conserve, et contient des nitrates en quantité appréciable, elle peut être rejetée à la rivière sans danger pour le poisson. Il résulte de l'enquête dont a été chargé le Dr Picard par le Local Government Board à Exeter (novembre 1897) que le système évite la dissémination des maladies contagieuses, notamment de la fièvre typhoïde; l'expérience a prouvé que, dans le Septic tank, 70 à 90 p. 100 des germes de la typhoïde sont détruits, que les lits à la suite peuvent détruire 88 et demi p. 100 de ceux qui restent et quant aux quelques survivants de cette hécatombe ils sont tellement affaiblis qu'il n'y a pas de chance qu'ils deviennent dangereux.

L'action du Septic tank est double : mécanique et biologique. A Barking, la précipitation chimique ou sédimentation s'opère à une vitesse du courant ne dépassant pas 3 pieds par minute (0,91 m.); dans le Septic tank la vitesse est encore moindre (à Belle-Isle, elle est de 2 pieds (0,61 m.) par heure); aussi la totalité des matières en suspension est-elle précipitée. Ces matières tombent au fond; attaquées par les micro-organismes, elles se décomposent, sont partiellement solubilisées et, entraînées par les gaz produits de la décomposition, elles viennent flotter à la surface où elles forment bientôt une écume épaisse ayant l'aspect du cuir. Cette écume constitue un milieu de haute activité pour les bactéries, la liquéfaction des substances organiques s'achève et il tombe finalement au fond une sorte d'humus noirâtre, inoffensif et d'un volume assez réduit par rapport à celui des matières solides en suspension dont il dérive. A Belle-Isle, par exemple, après quinze mois de travail, ce dépôt total n'était que de 80 yards cubes (61 m³) contenant 87 p. 100 d'humidité, alors que les matières en suspension correspondaient à 600 yards cubes (459 m³). Il n'est même pas douteux que ce dépôt ne contienne encore des matières sur lesquelles les bactéries seraient encore capables d'agir.

L'écume (ayant l'aspect du cuir) qui se produit ainsi avec facilité, forme une couverture impénétrable sous laquelle se développent et travaillent les anaérobies, même lorsque le réservoir n'est pas couvert. L'expérience en a été faite à Sutton et se poursuit à Manchester par le soin de trois experts qui doivent formuler leur avis au Conseil de la ville. L'écume semble fournir une protection suffisante contre l'accès de l'air pour que le réservoir, même découvert, fonctionne anaérobiquement ; cela est avantageux car on évite une couverture, coûteuse lorsqu'il s'agit de réservoirs d'une certaine dimension ; cependant, la couverture paraît devoir être nécessaire si les odeurs sont à craindre, à moins que le réservoir ne soit très éloigné de toute habitation.

Un des avantages du procédé du Septic tank tient à ce qu'il n'entraîne pas de perte de charge comme dans la méthode de Sutton. L'eau d'égout sort du réservoir au même niveau qu'à l'entrée et le lit d'oxydation peut n'avoir pas plus de 2 pieds de profondeur, si bien que le procédé complet peut être à la rigueur appliqué avec une chute de 3 pieds environ (0,91 m.). Dans d'autres cas, où l'on dispose d'une chute suffisante, il peut être avantageux de substituer le Septic tank aux lits de Sutton à gros grains parce qu'en lui donnant quelque profondeur on économise la surface en plan, dont on peut alors disposer, soit pour l'irrigation, soit pour d'autres usages.

Il pourra se présenter telles circonstances où, les eaux d'égout étant d'une nature particulièrement difficile à traiter, les dispositions ordinaires seront insuffisantes; il faudra alors prévoir, après le réservoir, après les premiers lits, une seconde installation de lits de bactéries. C'est ce qu'on a dû faire à Yeovil, où le Septic tank est en cours d'installation et où l'on adopte un triple traitement : le sewage d'Yeovil où règnent surtout les industries du feutre et des gants est particulièrement difficile à traiter; le Septic tank suivi d'un premier lit de contact n'ayant pas donné de bons résultats, on a ajouté un second lit de bactéries et l'effluent produit est maintenant satisfaisant. Aussi les installations seront-elles complétées dans ce sens.

	AMMONIAQUE		OXYGÈNE	AZOTE
	libre et en sel.	organique.	absorbé en 4 heures.	des nitrites et des nitrates.
Sortie du « tank »	4.03	0.69	2.	traces.
—	3.94	0.25	2.	0.
—	4.9	0.64	4.32	0.04
—	11.2	2.66	2.73	0.022
—	5.6	—	2.43	0.05
Effluent final.	1.65	0.15	0.47	1.4
—	2.43	0.11	0.55	0.864
—	2.48	—	0.78	0.3
—	6.05	—	1.13	1.06
—	2.91	—	0.78	1.16

Le tableau ci-contre fait ressortir la bonne qualité de l'eau épurée de Belle-Isle après les deux étapes du traitement : c'est-à-dire à la sortie du réservoir et à la sortie finale des lits.

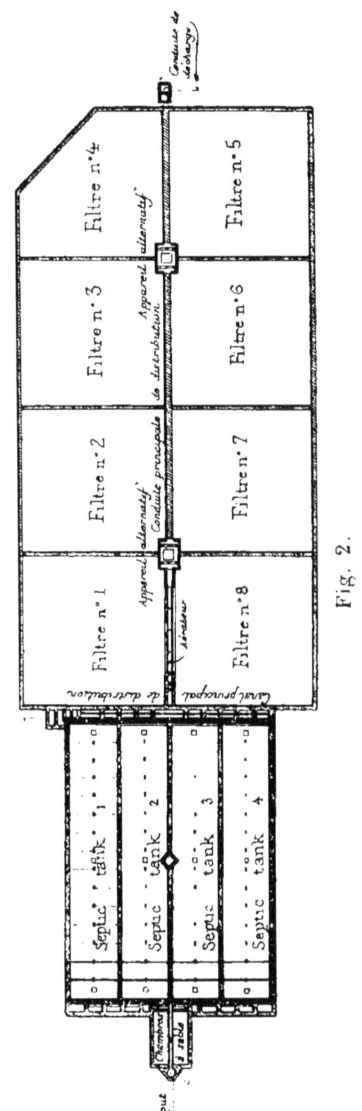

Fig. 2.

Nous devons à la courtoisie de MM. Cameron, Commin et Martin de pouvoir donner ici le plan de l'installation du Septic tank montée récemment à Barrhead (Écosse).

Les travaux sont disposés pour desservir une population de 10 000 habitants et épurer un débit maximum d'eaux d'égout et d'eaux d'orage de 400 000 gallons par jour (1 800 m³).

Il y a deux chambres à sable, 4 Septic tank et 8 lits de bactéries à grains fins, tous construits en béton. Chaque réservoir a 100 pieds de long (30,50 m.) sur 18 de large (5,49 m.) et 7 pieds de profondeur d'eau (2,13 m.) ; la capacité des 4 réservoirs est de 312 500 gallons (1,419 m^3) laissant une marge de 70 000 gallons pour l'eau d'orage. La quantité d'eau est introduite à la sortie du réservoir dans les filtres avec un débit constant au moyen de deux modules de contrôle.

Chaque lit filtrant a 55 pieds de long (16,77 m.) sur 54 de large (16,47 m.) et il est rempli avec du mâchefer concassé sur une hauteur de 4 pieds (1,22 m.). Six de ces lits sont en travail et deux en réserve. La superficie totale de filtration est d'environ 2 540 yards carrés (2 123,45 m^2).

CHAPITRE V

AUTRES MÉTHODES BACTÉRIENNES

Nous nous proposons dans ce chapitre de décrire très brièvement quelques variantes des procédés bactériens associées aux noms de Scott-Moncrief, Lowcock, Adeney, Waring, Garfield, Ducat et Whitaker.

Comme nous l'avons déjà dit, Scott-Moncrief a été l'un des premiers à distinguer les deux phases nettement caractérisées de la transformation bactérienne des eaux d'égout : la solubilisation et l'oxydation. C'est d'après ces idées qu'il avait établi un lit filtrant pour le traitement du sewage d'une maison privée. La graisse était d'abord arrêtée dans une boîte spéciale, puis les eaux usées étaient introduites de bas en haut au travers d'un filtre reposant sur un faux-fond et constitué par des lits successifs de cailloux, de coke et de gravier ; ce filtre travaillant anaérobiquement, les matières organiques solubles étaient détruites et il en sortait un effluent analogue à celui du Septic tank. Cet effluent passait alors dans ce que M. Scott-Moncrief appelle le canal nitrifiant qui consistait primitivement en une conduite demi-circulaire ouverte suivant un plan diamétral, remplie avec du coke et qui est maintenant composée d'une série d'auges également remplies de coke. D'après les résultats publiés à l'occasion du Congrès du Sanitary Institute à Southampton en septembre 1899, la nitrification se produit avec activité et l'effluent final contient environ 9 parties d'azote nitrique sur 100,000.

On trouvera des détails sur ce procédé dans un rapport du docteur Houston publié en 1893.

Le filtre breveté de Lowcock (1893) est composé des matériaux suivants de bas en haut : 12 pouces (0,30 m.) de petits cailloux, 6 pouces de gravier de la grosseur d'un haricot (gravillon), 2 pieds 6 pouces (0,76 m.) de gravier de la grosseur d'un petit pois, 12 pouces de petits cailloux (avec conduites d'air), 4 pouces et demi (0,112 m.) de gravillon, 4 pouces et demi de gravier de la grosseur d'un pois et enfin 9 pouces (0,225 m.) de sable. Dans le lit de petits cailloux le plus élevé sont disposées des conduites perforées ou à joints ouverts pour l'introduction de l'air refoulé par un ventilateur ou compresseur. Le filtre travaille continuellement puisque l'air est renouvelé artificiellement et mécaniquement par le pompage. On a beaucoup vanté l'avantage qu'aurait le filtre Lowcock d'exiger une surface bien moindre qu'avec les autres procédés ; mais, en somme, un lit de bactéries, comme on les fait aujourd'hui, peut traiter par acre et par jour 1 million de gallons (4,543 m^3) d'eaux sortant du Septic tank, tandis que le filtre de Lowcock de 1893 n'a traité que 353 800 gallons (1,607 m^3) ; en d'autres termes, la puissance du filtre Lowcock serait à peu près moitié de celle d'un lit ordinaire à gros grains travaillant sur l'eau d'égout brute ou un tiers de celle du même lit travaillant sur de l'eau déjà clarifiée par le réservoir septique. En principe, la constitution du filtre Lowcock paraît défectueuse en ce que le lit supérieur empêche l'introduction des matières solides dans la profondeur du filtre.

Le procédé Adeney diffère totalement des précédents : plus de filtre, l'oxygène nécessaire aux organismes est emprunté aux produits chimiques. Les eaux d'égout subissent d'abord une décantation où elles abandonnent 90 p. 100 des matières en suspension puis, les eaux ainsi clarifiées sont traitées avec des composés du manganèse qui peuvent être, dit-on, régénérés. Ainsi l'oxydation directe est assurée par le permanganate de soude et on achève le traitement avec du nitrate de soude. Nous pensons que le traitement intermédiaire par le permanganate de soude, d'ailleurs trop coûteux, a été abandonné. Dans un mémoire lu devant le Congrès du Sanitary Institute à Leeds, en 1897, M. Kaye Parry caractérisait ainsi le procédé Adeney : « 1° clarification par l'usage du précipitant le plus actif et le plus économique ; 2° purification du liquide clarifié en lui fournissant l'oxygène nécessaire au moyen du nitrate de soude ; 3° production d'un minimum de boues sans odeur et sans inconvénient. »

Il nous paraît étrange qu'il se trouve encore un praticien pour défendre les boues, cause de l'insuccès de la plupart des procédés de traitement des eaux d'égout ; à notre avis, cela suffit à condamner la méthode Adeney. D'ailleurs, l'emprunt de l'oxygène au nitrate de soude nous paraît être un moyen coûteux de se le procurer, et nous ne pensons pas que l'emploi de ce sel garantisse contre la putréfaction ultérieure de l'effluent si la décantation préalable n'a pas été poussée assez loin.

Nous passons maintenant au procédé qui a été préconisé par Waring et que nous pouvons, cela est assez frappant, considérer comme un proche parent de celui de Sutton. Waring a proposé de faire passer l'eau d'égout continuellement à travers un filtre à gros grains jusqu'à son engorgement par les matières en suspension, puis d'oxyder et nitrifier ces matières en insufflant de l'air dans le filtre. Il n'est pas douteux que cette méthode ne puisse être pratiquée avec succès ; mais il n'est pas moins certain qu'elle ne pourrait lutter avec les procédés où l'on n'a pas recours aux machines, car le pompage de l'air, compliqué et coûteux, n'est pas applicable sur une grande échelle. On a proposé d'employer quatre de ces filtres en laissant à chacun une période d'aération trois fois plus longue que d'habitude ; l'épuration devait être achevée dans des filtres nitrifiants avec insufflation continue.

Garfield a inventé un filtre avec charbons de différentes grosseurs dont on a beaucoup vanté le succès. Nous ne pensons pas pourtant que le charbon ait plus de vertu que le coke ou les cendres. En 1895, alors que nous étions chargé des analyses chimiques à Barking, nous avons fait une série d'expériences comparatives sur deux petits filtres, l'un avec charbon, l'autre avec coke ; nous n'avons trouvé aucune différence à l'avantage de l'un ou de l'autre. C'était d'ailleurs l'avis général, lorsque la question a été discutée au Congrès de Southampton en 1899. Le filtre de Garfield rentre dans la catégorie du système intermittent-continu : l'eau d'égout passe continuellement pendant douze heures, après quoi on laisse le filtre au repos pour l'aération, durant le même temps.

Le filtre Ducat, à aération automatique, est construit sur un nouveau plan. Ses parois sont constituées par des conduites de drainage inclinées vers le haut de l'intérieur à l'extérieur ; des lits de conduites pour l'aération traversent les matériaux du filtre. M. Ducat veut épurer l'eau par une seule opération. Il suppose que, grâce à la construction du filtre, la circulation de l'air est largement assurée à travers toute la masse ; l'eau est distribuée par des dispositifs spéciaux, le filtre est entouré de murs et couvert d'un toit qui le protègent contre le vent et le froid ; les dispositions sont même prises en vue du chauffage. Ainsi que nous l'avons déjà dit, le chauffage, qui n'est nécessaire ni dans le système de Sutton ni avec le Septic tank, sera toujours très coûteux. Les appareils mécaniques de distribution doivent être évités autant que possible et militent, en général, contre le choix d'un procédé ; quant aux murs et au toit, ils augmentent considérablement le coût de l'installation.

Whitaker a aussi fait breveter un appareil de distribution par aspersion et un appareil de chauffage qui soulèvent les mêmes objections.

Quand il s'agit de traiter de grandes masses d'eau d'égout, les véritables perfectionnements sont ceux qui tendent à la simplification. Des auges de distribution, dont il faut régler l'inclinaison à un centième de pouce près, ne peuvent donner que des ennuis ; tandis qu'avec le lit de Sutton, une simple auge en bois suffit pour la distribution. Il en est de même pour les appareils de chauffage dont ni le système de Sutton ni le Septic tank n'ont besoin.

Ces procédés nouveaux reposent tous sur le même principe, c'est-à-dire mettent en œuvre l'action des aérobies, mais ils nous paraissent inférieurs au système primitif parce que, sans conduire à de meilleurs résultats, ils s'écartent plus ou moins de la simplicité initiale et cette complication ne peut se traduire que par une augmentation de dépense et une plus grande difficulté de fonctionnement.

CHAPITRE VI

TRAITEMENT DE L'EAU D'ORAGE

La question de savoir quel est le degré de dilution que doit atteindre l'eau d'égout pendant les orages pour qu'on puisse la déverser impunément dans la rivière sans aucun traitement a été longuement discutée; mais, quelles que soient les opinions émises à ce sujet, une municipalité qui veut établir un projet d'assainissement ne peut que s'en tenir aux règlements édictés par les Conseillers du Local Government Board et qui peuvent être ainsi résumés :

On doit soumettre au même traitement épuratoire que l'eau d'égout ordinaire tout le débit des égouts en temps de pluie jusqu'à concurrence d'un volume égal à 3 fois le volume journalier par temps sec; si le débit atteint 6 fois celui du temps sec, il doit être traité par un passage à travers un filtre d'orage spécial et de dimensions convenables ou sur une superficie de terrain spécialement affectée à cet usage; enfin, si cette dernière proportion est dépassée, on peut alors déverser directement à la rivière. Le débit maximum qu'on puisse traiter sur un filtre spécial d'orage est de 500 gallons (2,271 m^3) par jour et par yard carré.

Sans vouloir discuter si ces exigences sont ou non

excessives, il faut reconnaître qu'elles sont suffisantes. Au moment d'un orage, le premier flot est plus corrompu que l'eau d'égout ordinaire parce qu'il amène les matières qui étaient stagnantes dans les égouts ainsi que les produits du lavage des rues et des cours; et cela est encore plus sensible après une longue période de temps sec. Mais, au bout de peu de temps, lorsque la première avalanche a fait son œuvre, le collecteur n'amène plus que de l'eau d'égout normale additionnée d'eau de pluie. Il n'est pas douteux qu'il en sera ainsi pendant le temps où, suivant les prescriptions du Local Government Board, on aura traité trois fois le volume du temps sec. Si, à ce moment, le débit de l'eau d'égout proprement dite est à son maximum, la dilution sera moindre que la proportion de 1 à 2; dans ce cas, il serait nécessaire de traiter une plus grande quantité. Si, au contraire, l'eau d'égout ordinaire est en petite quantité, comme, par exemple, pendant les premières heures de la matinée, le degré de dilution sera plus élevé et le traitement ultérieur inutile. Mais, comme il est impossible de fixer exactement ces proportions, avec le traitement uniforme jusqu'à concurrence de six fois le volume du temps sec on a l'assurance que, dans le cas le plus défavorable, l'eau d'égout sera diluée dans deux ou trois fois son volume avant d'être déversée directement et sans filtration dans la rivière.

Il faut bien reconnaître cependant qu'on impose ainsi une lourde charge aux autorités locales. Dans le cas où les eaux d'égout doivent être refoulées par des pompes, par exemple, il faut prévoir une force élévatoire correspondant à six fois le débit normal, et le matériel doit, en outre, être doublé pour assurer les rechanges. Par conséquent, une ville ayant à traiter un débit journalier de 100 000 gallons (454 m^3) doit posséder une force motrice élévatoire pour 1 200 000 gallons (5 447 m^3) dans les vingt-quatre heures, force dont la moitié chômera toujours et dont un douzième seulement sera employé pendant les périodes sèches.

Jusque-là, nous n'avons envisagé que le cas des villes où l'eau d'égout normale correspond à la dose de 20 à 30 gallons (0,091 m^3 à 0,1362 m^3) par tête d'habitant. Mais, dans des cas spéciaux et différents, on sera bien embarrassé pour appliquer une règle fixe.

Quoi qu'il en soit et quel que soit le degré de dilution prescrit, il s'agira, pendant les périodes d'orages, de traiter une quantité d'eau d'égout plusieurs fois plus considérable que la normale et, ici encore, l'avantage appartient au système bactérien, grâce à son élasticité et à son travail presque automatique. Dans une installation du système de Sutton, conforme aux prescriptions actuelles du Local Government Board, on pourrait traiter trois fois le débit normal des égouts en remplissant les lits bactériens trois fois par jour au lieu d'une. Mais les lits peuvent être disposés de manière à accomplir ce travail si l'on veut plusieurs fois par jour, à condition que ce fonctionnement anormal ne soit pas prolongé trop longtemps. Qu'on laisse couler l'eau à travers les lits — c'est-à-dire qu'elle s'écoule aussi rapidement qu'elle y entre

— que l'on tienne le lit toujours complètement rempli, et l'on pourra écouler d'une manière satisfaisante les eaux d'orage jusqu'à concurrence de dix fois le volume ordinaire. Cette méthode a été appliquée avec un plein succès à Sutton et à Worcester Park. L'activité des lits n'est presque pas arrêtée et se rétablit très rapidement; d'ailleurs, la méthode est bien préférable au filtre d'orage spécial, parce que, dans ce dernier, les bactéries ne sont jamais convenablement développées, tandis qu'on peut demander un travail exceptionnel au lit ordinaire alors qu'il se trouve en pleine activité bactérienne. L'effluent des lits bactériens a donc toutes chances d'être plus pur que celui qu'on obtient par le traitement sur un filtre qu'on ne met en service qu'exceptionnellement.

Le Local Government Board. n'a pas encore approuvé cette pratique, mais nous ne doutons guère que sa valeur ne soit reconnue et consacrée officiellement.

Le réservoir septique se prête également bien au traitement des eaux d'orage. C'est ainsi qu'à Barrhead, d'après un rapport lu par M. A.-J. Martin devant le Congrès de Southampton en septembre dernier, on a pris les dispositions suivantes : Le seuil du déversoir de trop-plein, dans les chambres à sable, est arasé à 18 pouces (0,45 m.) au-dessus du niveau du temps normal. L'espace intermédiaire correspond à une capacité de 10800 pieds cubes ou 67500 gallons (306 m³). Il en résulte que le réservoir peut recevoir une quantité égale à six fois la normale, pendant une durée de deux heures, avant qu'un débordement ne se produise;

et, lorsque l'averse est de courte durée, comme en été, il n'y a pas de débordement du tout. On peut donc assurer le traitement du premier flot d'orage et le nombre des déversements d'orage est diminué d'autant.

CHAPITRE VII

LE TRAITEMENT DES EAUX RÉSIDUAIRES DE L'INDUSTRIE

La question de l'épuration des eaux d'égout est encore plus complexe dans le Midland et dans le Nord par suite de la présence des eaux résiduaires d'usines. Non seulement la quantité d'eau d'égout à traiter est considérablement augmentée, mais encore la difficulté du traitement est accrue parce que certaines eaux offrent une grande résistance à tous les procédés d'épuration, tandis que d'autres sont absolument réfractaires à la culture des bactéries ou même tout à fait germicides. C'est surtout au voisinage de Birmingham, dans les districts manufacturiers du Yorkshire et du Lancashire et dans certaines régions des Highlands d'Écosse où les eaux de distillerie menacent de stérilité des rivières très riches jusque-là en saumons, que l'on se trouve aux prises avec ces difficultés.

Le problème est, à coup sûr, peu facile à résoudre ; mais une longue expérience nous amène à penser qu'il n'y a guère de cas où les eaux résiduaires d'usines ne puissent être traitées par les méthodes microbiennes, sauf à appliquer, dans certains cas, un traitement préliminaire préparatoire.

Nous avons eu nous-même l'occasion de faire de nombreuses observations à ce sujet sur des eaux usées de toutes natures : de brasseries, de distilleries, de peausseries, de tanneries, de teintureries, d'ateliers de galvanisation, de mégisseries pour gants, d'usines à gaz, de savonneries, de fabriques de papier, de margarineries, de fonderies de cuivre (procédé humide) et d'industries lainières, et nous avons pu nous rendre compte de la manière dont se comportent ces eaux traitées ou non.

Les eaux de brasseries proviennent principalement du lavage des fûts et des cuves et sont dans un état très avancé de putréfaction. Ce fait, cependant, ainsi que nous l'avons signalé récemment, indique que les matières organiques contenues dans ces eaux sont faciles à traiter par les bactéries puisque la putréfaction est précisément la première étape de leur action. On a recommandé l'emploi de précipitants, tels que la chaux ou le sulfate d'alumine, mais, en pratique, une simple décantation suffit amplement ; à la condition de maintenir les liquides refroidis à une température ne dépassant pas 100-120° F., on peut autoriser les brasseries à écouler leurs eaux dans les égouts, quand il y en a. Lorsque les eaux résiduaires doivent être déversées directement dans la rivière, d'autres mesures doivent être prises et le traitement bactérien par les aérobies est alors tout indiqué ; mais il faut encore refroidir, autant que possible, les eaux à traiter et assurer une excellente aération afin de lutter contre les anaérobies dont l'action prolongée pourrait être ici très défavorable à l'épuration. Lorsque les eaux de brasseries sont mélangées, même dans de fortes proportions, avec l'eau d'égout ordinaire, le traitement bactérien de Sutton réussit parfaitement. Cela n'est pas, nous le savons, l'opinion de M. Maclean Wilson, inspecteur principal du West Riding du Yorkshire Rivers Board, opinion qu'il a formulée dons un mémoire lu au Congrès du Sanitary Institute à Leeds en 1897 ; mais son objection, que la facile putrescibilité des eaux des brasseries les rend plus dangereuses et moins aptes au traitement, tombe devant le résultat de nos expériences. A Alton, dans le Hampshire, où les eaux résiduaires de brasseries forment le tiers du débit total des égouts, des installations, faites suivant la méthode de Sutton, ont donné, au point de vue de l'épuration, des résultats satisfaisants à tous égards. A Worcester Park également, où les eaux d'égout de Cheam et de Cuddington sont traitées suivant les principes bactériens aérobiques, les eaux de brasseries sont prédominantes et cependant l'effluent est tel qu'il est considéré comme satisfaisant par le service de la Protection de la Tamise et que, en fait, pendant les quelques mois de la saison sèche dernière, il a fourni la seule eau potable dont on ait pu disposer dans la région supérieure du Bewerley Brook.

Les eaux de distillerie sont beaucoup plus rebelles au traitement, principalement à cause de la présence de l'ale brûlé, résidu de la première distillation. Néanmoins des expériences de laboratoire, entreprises à ce sujet, ont permis de reconnaître que là encore le problème peut être résolu par l'épuration biologique en adoptant quelques dispositions spéciales ; on procède actuellement à des expériences en grand dans une distillerie importante de l'Highland.

Les eaux résiduaires des peausseries et des industries du cuir constituent une grande partie du débit des égouts de Yeovil ; elles viennent d'être traitées, sur une grande échelle et avec un plein succès, par le procédé du Septic tank. En raison de la nature particulièrement difficile de ces eaux d'égout, on a jugé utile de soumettre l'effluent du réservoir à un double traitement par les lits de contact au lieu d'un seul comme d'ordinaire.

Les eaux des tanneries, lorsqu'elles ne sont pas prépondérantes dans les égouts comme à Leeds et à Maidstone, offrent peu de difficulté. Mais le problème est différent si ces eaux résiduaires dominent par rapport aux eaux d'égout normales ; dans ce cas, les manufacturiers devraient probablement être invités à mélanger de la chaux avec les liquides de la fosse à tan et à laisser reposer pour recueillir la boue. On peut se demander si l'alcalinité extrême des eaux ne doit pas être réduite avant l'admission dans les égouts. Ces liquides, assez réfractaires aux actions microbiennes, n'ont pas résisté cependant au traitement par les aérobies. Les lits, toutefois, doivent être de capacité plus grande que pour l'eau d'égout ordinaire ; comme ils ne peuvent être mis en fonctionnement aussi fréquemment, le nombre en doit être augmenté.

Les eaux de teintureries ou analogues peuvent aussi être traitées par les bactéries. A Hyde, près Manchester, l'eau d'égout contient une grande proportion de ces eaux usées en même temps que d'autres eaux industrielles; néanmoins, durant ces six derniers mois, on a réussi le traitement avec un réservoir septique ouvert, d'une capacité égale au débit quotidien, et un filtre Whitaker-Bruyant, filtre bactérien aérobique continu pourvu d'appareils spéciaux de distribution et de chauffage. Les résultats sont moins bons qu'avec une eau d'égout purement ménagère, mais ils sont supérieurs à tout ce qu'on avait obtenu jusqu'ici soit par les procédés chimiques, soit par la filtration mécanique; l'effluent est clair, avec une légère odeur terreuse, et, ce qui est le plus important, non susceptible de nouvelle altération putréfactive, de sorte qu'il peut être sans inconvénient déchargé en rivière.

Les eaux acides provenant des ateliers de galvanisation sont très difficiles à traiter. Incapables d'être attaquées par les bactéries, elles rendent impossible le traitement de l'eau d'égout si elles y existent en quantité relativement considérable. Ce qu'il faut alors c'est réglementer la décharge de ces eaux de manière à leur assurer une dilution convenable et continue, dans les égouts. A West Bromwich et à Leeds, on a pu de cette manière obtenir des résultats satisfaisants avec le dispositif de Sutton.

D'autres expériences ont été également faites sur les eaux résiduaires provenant des usines à gaz et des fabriques de margarine; le fait généralement établi c'est qu'il y a peu d'eaux résiduaires industrielles qui ne puissent être épurées avec succès par les méthodes bactériennes, bien que, dans quelques cas, il faille avoir recours à un traitement préliminaire. Cela ne résulte-t-il pas des expériences de Leeds, et des essais de Manchester dont les eaux d'égout contiennent, en très grandes proportions, des eaux industrielles de toutes natures ? Il n'est donc pas douteux que la solution du problème de l'épuration des eaux usées de l'industrie ne se trouve dans cette voie.

CHAPITRE VIII

LE TRAITEMENT PAR LE SOL

Avant que l'on ait adopté la solution du transport à distance des eaux d'égout, la terre était le réceptacle naturel des matières usées. En dehors même de toute idée d'utilisation des éléments fertilisants, c'était la méthode d'aménagement la plus simple et la plus commode. Mais par suite de l'agglomération des populations urbaines, deux difficultés surgirent : 1° ces matières, collectées par grandes quantités, sont extrêmement dangereuses pour la santé publique, et on ne peut les convoyer par les rues sans qu'il en résulte une nuisance ; 2° il est nécessaire de disposer d'une grande étendue de terrains au voisinage immédiat de la ville pour y déposer ces excreta.

Le transport des eaux usées par les égouts supprima l'une des deux difficultés et le cours d'eau le plus voisin offrit le moyen le plus rapide de se débarrasser des eaux d'égout. Mais, avec ce système, on se heurta à de graves inconvénients : pollution des rivières, disparition du poisson et contamination des eaux d'alimentation.

C'est alors que s'éleva une immense clameur contre le gaspillage immodéré des engrais que l'on supposait extrêmement précieux ; et la Commission royale, instituée en 1857, décida que « le meilleur moyen de se débarrasser des eaux d'égout des villes est de les employer constamment sur la terre ; c'est seulement par un tel procédé qu'on peut éviter la pollution des rivières ». Une autre Commission royale déclara que, en ce qui concerne les eaux d'égout, les précipitants chimiques ne précipitaient pas, que les filtres n'effectuaient pas la filtration, et le premier rapport de la Commission de la pollution des rivières, publié en 1866 au sujet de la Tamise, vint corroborer l'opinion de la Commission de 1857 par de nombreux exemples de traitement des eaux d'égout par le sol. Ce fut le moment de la vogue pour les terrains d'épandage. Mais on s'aperçut bientôt que ces prescriptions des Commissaires royaux ne résolvaient pas définitivement le problème et, de divers côtés, des plaintes surgirent, soit au sujet du mauvais fonctionnement de l'exploitation, soit au sujet des inconvénients qui en résultaient.

Cependant, le *Local Government Board* nomma, en 1875, un Comité qui insista et insiste encore aujourd'hui pour l'épuration de tous les effluents par leur passage à travers les terrains de culture. Certes, la décision était sage en ce qui concerne les eaux provenant des traitements chimiques ou du filtrage mécanique, mais l'opportunité de son application aux effluents bactériens n'a même pas besoin d'être discutée ici. Néanmoins, dans la majorité des cas, l'épandage a donné des résultats inférieurs à ceux qu'on en attendait et beaucoup de terrains irrigués sont devenus par la suite de simples marécages. La faute en est-elle au système lui-même ou à la manière dont il a été appliqué? Des autorités, telles que le Colonel Jones V. C. anciennement à Finchhampstead et maintenant à Aldershot, assurent que c'est la gestion qui est seule responsable des insuccès et qu'une certaine somme d'intelligence et de connaissances est aussi indispensable pour conduire une exploitation de cette nature que dans toute autre entreprise commerciale. Loin de nous la pensée de contester cette assertion et le Colonel Jones a certainement beaucoup fait, pour prouver la justesse de ses vues, par l'admirable gestion de l'exploitation confiée à ses soins. Mais, ce n'est pas ainsi que la question doit être posée. Si le débit des égouts est trop considérable, si le terrain n'est pas convenable ou que le climat ne soit pas favorable, la meilleure exploitation du monde ne pourrait faire réussir l'épandage, encore qu'elle puisse atténuer quelques-uns de ses inconvénients.

Il est évident que les échecs ont eu deux causes principales :

La première se rapportant à la gestion, dans les cas où toutes les conditions sont favorables ; l'autre ayant trait à l'impossibilité de suppléer à ces conditions, sauf sur une petite échelle, lorsqu'elles n'existent pas naturellement.

Il n'y a pas d'exploitation, si bonne soit-elle, qui puisse faire de l'épuration sur de l'argile.

Mais, supposons que le terrain et les autres conditions soient favorables, quelle est la meilleure manière de procéder ? En premier lieu, et ceci est important, il ne faut pas considérer l'épandage comme une exploitation dont on puisse retirer un profit, mais simplement comme un moyen d'assurer l'épuration des eaux d'égout. Si l'on se départit de ce principe, on s'expose aux déceptions. L'étendue des terrains devrait être beaucoup plus grande que celle qui est ordinairement fixée ; la règle de l'acre pour 2000 personnes, (1 are pour 50 habitants) sanctionnée par le *Local Government Board*[1], signifie que l'alimentation quotidienne en eau potable, si elle était répartie sur toute la surface, y aurait une hauteur de 2 pouces et demi (0,062 m.), équivalente, par suite, à une hauteur de pluie de plus de 900 pouces (22,50 m.) par année[2]. Il est évident que dans ces conditions une exploitation serait impossible ,que non seulement aucune culture ne se plierait à ce régime, mais que le sol serait impuissant à absorber une telle quantité d'eau, à moins que la couche supérieure ne soit constituée par du sable grossier, comme sur beaucoup de terres de Massachusetts.

Quant au mode d'aménagement il est indispensable de choisir une étendue suffisante de terrains sans culture, pour recevoir les eaux aux époques où les terrains d'épandage cultivés n'en veulent pas, soit à cause de la température, soit à cause de la nature ou des conditions de la récolte. Le reste du terrain doit être aménagé en raies et billons sur lesquels sont dispo-

[1] Cette règle appliquée à Paris conduirait à 500 hectares !

[2] Il est bon de remarquer qu'à Paris, la règle de l'hectare pour 40 000 m³ d'eau à l'année conduit à une hauteur de 0m,011 seulement par jour, soit 4m par an. F. L.

sées les cultures, l'eau d'égout ne coulant que dans les rigoles intermédiaires, imbibant le terrain et les racines des plantes sans jamais les couvrir. Grâce à ces précautions, avec une irrigation intermittente par imbibition et non par submersion, en ne donnant l'eau que lorsqu'elle est nécessaire soit comme engrais, soit pour fournir l'humidité à la terre, l'épandage, sur des terrains favorables, peut être exploité très avantageusement. Ce n'est que dans le cas des prairies qu'on peut permettre à l'eau d'égout de couler sur toute la surface du sol.

En ce qui concerne la valeur des eaux d'égout comme engrais, les opinions sont aussi variées que nombreuses. M. Letheby (*la Question des eaux d'égout*, 1872) dit : « Relativement à la valeur commerciale et agricole des eaux d'égout, les contradictions sont encore plus marquées. Dans les témoignages apportés au comité de la Chambre des communes en 1862, cette valeur a été estimée de un demi denier à 9 deniers par tonne. Le comte d'Essex prétendait que les eaux d'égout devraient être livrées à l'agriculture à un prix un peu inférieur à 1 denier (0,10 fr.) par tonne, mais MM. Lawes, Way et Morton l'évaluaient à 1 denier ; Leibig et Voelcker à 1 denier 3/4 (0,18 fr.) ; Mechi Hoffmann et Witt à 2 deniers (0,21 fr.). En réalité, cependant, personne ne veut les acheter à aucun prix à moins d'avoir la faculté de ne les employer que suivant les besoins et alors on les paie au taux de 5 à 6 shillings (7 francs) par acre, à condition que les autorités locales les livrent sur les terrains à la dose convenable et demandée. Un cultivateur serait heureux d'accepter de l'eau d'égout à ce prix... »

Et encore, « si les eaux d'égout avaient la moitié de la valeur que certaines personnes leur attribuaient, elles auraient été depuis longtemps l'objet d'heureuses spéculations et auraient enrichi des sociétés anonymes... »

Ces citations résument toute la question.

Les eaux d'égout ont une valeur comme engrais, mais cette valeur est minime ; on ne peut pas toujours utiliser ces engrais et pourtant leur emploi doit être continu ; souvent les bienfaits attribués à l'engrais proviennent simplement de l'emploi de l'eau pour l'arrosage lorsque les terrains sont secs et ont besoin de fraîcheur.

Et voilà justement en quoi consiste le grand avantage des procédés bactériens : quand les terrains, suffisamment humides, n'ont pas besoin d'eau, l'effluent du traitement bactérien peut être déversé directement dans la rivière ; ces eaux sont déjà aussi épurées que si elles avaient été traitées par le sol et, dans certains cas, elles sont même plus pures, comme à Hampton où l'on a constaté que l'effluent des lits bactériens est meilleur avant qu'après son passage sur la terre. Mais lorsque les récoltes ont besoin d'eau, on peut en donner en abondance, à leur grand avantage, puisque les engrais se retrouvent précisément dans l'effluent bactérien, riche en nitrates ; les plantes peuvent donc en recueillir tous les bénéfices, la terre est débarrassée de la corvée de l'épuration et de l'oxydation, et l'azote disponible est présenté à la plante sous la forme des nitrates directement utilisables et assimilables.

En résumé, la valeur des eaux d'égout comme engrais est minime malgré tous les calculs de ceux qui se basent sur des chiffres d'analyses ; on n'a d'avantage à les employer que dans les circonstances où l'eau ordinaire suffirait aux besoins. Si, au contraire, on les emploie conjointement avec un système d'épuration bactérienne, l'épandage peut être pratiqué avec profit.

CHAPITRE IX

MESURES. — MÉTHODES D'ANALYSES

On a beaucoup discuté la question de savoir quel est le degré de pollution que ne doit pas dépasser une eau pour qu'on puisse en tolérer le déversement à la rivière et l'on compte presque autant de règles que d'autorités chargées du contrôle.

Voici ce que dit à ce sujet le rapport de la Commission royale de la pollution des rivières.

« Les liquides suivants doivent être considérés comme une cause de pollution et ne doivent pas être admis dans un cours d'eau :

a. Tout liquide contenant, en suspension, plus de 3 parties en poids de matières minérales sèches, ou 1 partie en poids de matière organique sèche sur 100 000 parties du liquide ;

b. Tout liquide contenant, en solution, plus de 2 parties en poids de carbone organique ou 0,3 partie d'azote organique sur 100 000 ;

c. Tout liquide présentant à la lumière du jour une couleur différente, suivant qu'on le met dans un vase en porcelaine blanche ou en faïence, sur un pouce (0,025 m.) de profondeur;

d. Tout liquide contenant, en dissolution, dans

100 000 parties plus de 2 parties en poids d'un métal quelconque excepté le calcium, le magnésium, le potassium et le sodium;

e. Tout liquide qui, dans 100 000 parties en poids, contient, soit en dissolution, soit en suspension ou en combinaison chimique, plus de 0,05 partie d'arsenic;

f. Tout liquide qui, rendu acide avec de l'acide sulfurique, contient dans 100 000 parties plus d'une partie de chlore libre;

g. Tout liquide contenant, sur 100 000 parties en poids, plus d'une partie de soufre soit comme hydrogène sulfuré, soit comme sulfure soluble;

h. Tout liquide possédant une réaction acide plus prononcée que celle que l'on obtient en ajoutant deux parties en poids d'acide chlorhydrique à 1 000 parties en poids d'eau distillée;

i. Tout liquide possédant une alcalinité plus prononcée que celle produite en ajoutant une partie en poids de soude caustique sèche à 1 000 parties d'eau distillée;

k. Tout liquide présentant à sa surface une couche légère de pétrole, d'hydro-carbure ou contenant, en suspension, plus de 0,05 partie d'huile, sur 100 000.

Ce critérium n'a pas été adopté en général, sans doute parce que la détermination du carbone et de l'azote organique est longue et coûteuse, tandis que les procédés de l'ammoniaque albuminoïde et de l'oxygène dissous, rapides et à bon marché, tout en n'étant pas aussi rigoureux, donnent des indications suffisantes, facilement contrôlables, même lorsqu'ils sont confiés à des mains inexpérimentées. Nous verrons que la plupart des procédés de mesure, actuellement à la mode, découlent de ces deux procédés simples dont nous parlerons plus loin.

Le service de la « Protection de la Tamise » n'a pas adopté de formule déterminée, mais, d'une manière générale, on peut dire qu'il admet comme eau épurée un effluent contenant moins de 0,2 d'ammoniaque albuminoïde sur 100 000.

Le Comité de la Mersey et de l'Irwell a pris comme type un effluent contenant 0,1 grain par gallon d'ammoniaque albuminoïde (1,43 mmg. par litre) et absorbant un grain d'oxygène (14,3 mmg. par litre) en quatre heures par le permanganate. Ce comité attache aussi, et avec raison, une grande importance à la putrescibilité de l'effluent et détermine ce facteur par l'estimation de l'oxygène absorbé en trois minutes par comparaison avec celui qui est absorbé après cinq jours de conservation dans une étuve, et par la quantité d'oxygène prise à une eau complètement aérée.

On voit qu'actuellement il est difficile, pour ne pas dire impossible, de fixer un étalon unique. Cela est-il bien utile d'ailleurs? D'abord plusieurs facteurs interviennent dans le degré de pollution d'une eau; puis, on éprouve une sérieuse difficulté à fixer la limite que ne doivent pas dépasser les impuretés organiques, car ce qu'il importe de connaître ce n'est pas tant la quantité totale de matières, que leur nature et leur qualité. Un effluent sortant d'un lit de bactéries à gros grains, par exemple, donnera à l'analyse plus d'ammoniaque albuminoïde que la limite admise en général et, pourtant, la décomposition et la nitrification sont assez avancées pour qu'un tel effluent ne présente que très rarement des signes de putréfaction secondaire, à la température ordinaire, et, pour que, déversé dans un cours d'eau, il achève de se purifier sans qu'il en résulte aucun inconvénient. Nous n'avons jamais vu d'effluent d'un lit de bactéries à grains fins, présentant de symptômes de putréfaction, et, cependant, cette eau peut donner à l'analyse plus de 0,2 sur 100 000 d'ammoniaque albuminoïde. On aurait donc tort de condamner un effluent sur le simple indice de la teneur en ammoniaque albuminoïde, ou sur ce caractère combiné avec celui de l'oxygène absorbé.

Deux autres éléments doivent être déterminés : l'azote des nitrites et des nitrates, et la tendance à la putréfaction, à la température ordinaire.

Et ici, nous devons signaler un fait auquel nous avons fait allusion au Congrès de Southampton, c'est qu'il est nécessaire que l'azote nitrique ou nitreux soit tiré de l'azote organique primitivement contenu dans l'eau d'égout et non des nitrates ajoutés. Il a été surabondamment prouvé au laboratoire du Conseil de comté de Londres à Barking, que la putréfaction de l'effluent de l'eau d'égout n'est pas entravée par l'addition de grandes quantités de nitrates. Mais comme les nitrates ne peuvent exister que si la matière organique a atteint un certain degré de décomposition, leur présence peut être considérée, en général, comme une indication de la maturité d'un effluent pour la décharge dans la rivière.

Donc, pour savoir si un effluent peut être déversé sans inconvénient dans une rivière de faible débit, on devrait imposer les conditions suivantes :

a. Il ne doit pas contenir de matières en suspension; la quantité permise par la Commission de la pollution des rivières est trop élevée ;

b. Il doit satisfaire aux prescriptions des membres de la Commission en ce qui concerne les métaux vénéneux, le chlore, l'acidité, l'alcalinité, et ne doit pas contenir de germicide quelconque en quantité appréciable ;

c. Il ne doit pas contenir plus de 0,2 à 0,25 partie d'ammoniaque albuminoïde pour 100 000 et ne doit pas absorber plus de 1,0 à 1,5 d'oxygène du permanganate en quatre heures à 80° F. ;

d. Il doit témoigner d'un commencement bien net de nitrification ;

e. Après quatorze jours de conservation au laboratoire, l'ammoniaque albuminoïde doit être réduite considérablement et l'azote nitrique augmenté en proportion.

f. Il ne doit, à aucun moment, pendant ce délai, dégager de mauvaises odeurs.

Une eau réunissant toutes ces qualités ne pourra, à aucun moment, causer une *nuisance* quelconque à la rivière dans laquelle elle se déverse, et on peut l'obtenir facilement et régulièrement avec le traitement de Sutton convenablement appliqué.

Si l'on déverse dans une rivière maritime, l'épuration n'a pas besoin d'être aussi parfaite ; souvent il suffit d'enlever les matières en suspension et tout danger de nuisance sera écarté par un simple traitement sur des lits de bactéries à gros grains.

Comme procédés d'analyses, nous recommandons ceux qui sont généralement employés pour doser l'ammoniaque libre, combinée et albuminoïde, l'oxygène absorbé du permanganate, l'azote nitreux et nitrique, enfin le chlore. Le dosage du carbone et de l'azote organiques est intéressant bien certainement, mais coûteux et délicat. On se bornera généralement aux analyses que nous avons indiquées, on ajoutera les caractères de l'apparence, de l'odeur et de la réaction ainsi que l'évaluation des matières en suspension, s'il y en a en quantité appréciable.

Le dosage de l'ammoniaque (libre ou combinée) s'obtient par l'ébullition, sans addition d'autre réactif qu'une petite quantité de carbonate de soude, s'il est nécessaire de rendre la liqueur alcaline.

Si, après expulsion de l'ammoniaque libre ou saline, on ajoute au résidu une solution concentrée de permanganate de potasse et de soude caustique, qu'on chauffe de nouveau et qu'on recueille le produit de la distillation, on aura ainsi l'ammoniaque albuminoïde.

L'ammoniaque, libre et saline, peut être considérée comme donnant la mesure des matières organiques azotées ayant déjà subi les premiers effets de l'épuration par décomposition des substances complexes ; l'ammoniaque albuminoïde représente les matières qui restent à décomposer. L'ammoniaque libre est, en quelque sorte, l'état intermédiaire entre l'azote organique primitif et l'acide nitrique final ; elle représente, pour ainsi dire, les dangers passés tandis que l'ammoniaque albuminoïde représente le danger actuel, la disposition à la putréfaction.

Le dosage de l'oxygène absorbé du permanganate de potasse s'obtient en ajoutant à l'échantillon dilué un excès d'une solution titrée de permanganate avec un peu d'acide sulfurique dilué et en déterminant la quantité de permanganate non attaqué après un certain délai. Ce délai a été fixé par la Société des analyses publiques à quatre heures, en maintenant la température à 80° F. Lorsqu'il s'agit d'effluents d'eau d'égout, il est bon de déterminer également la quantité qui est absorbée *de suite* comme mesure des substances oxydables et, par suite, plus facilement putrescibles.

Une autre mesure, très précieuse pour un effluent, et qui a été recommandée par le Dr Dupré, est celle de la quantité d'oxygène qui peut être prise par l'échantillon à une eau complètement aérée avec laquelle il est mis en contact pendant quelques heures ou quelques jours. M. Scudder a observé qu'un échantillon d'eau qui n'absorbe pas plus de 1,4 partie d'oxygène du permanganate en quatre heures (1 grain par gallon ou 14 mmgr. 3 par litre) ne diminue pas d'une façon appréciable l'oxygène dans l'eau bien aérée en deux ou trois jours. Il est évident qu'un tel échantillon pourrait être déversé dans une rivière.

Les méthodes de dosage de l'acide nitrique sont nombreuses ; mais la meilleure et la plus commode est certainement la méthode à l'indigo modifiée. Elle consiste essentiellement dans la mise en liberté de l'acide nitrique par l'addition d'un excès d'acide sulfurique et la détermination de la quantité de solution d'indigo qui peut être décolorée de ce chef, l'indigo ayant été titré avec le nitrate de potasse pur. On obtient ainsi ce que l'on appelle « l'azote des nitrites ou des nitrates ».

La présence d'une forte quantité d'acide nitrique dans une eau épurée a un double sens : elle indique d'abord que l'oxydation d'une partie de l'azote organique a été poussée assez loin et, de plus, elle prouve que ce qui reste est arrivé à un degré assez avancé dans la voie de la purification.

Le dosage du chlore a surtout de l'importance au point de vue de la comparaison des échantillons d'eau d'égout et d'eau épurée entre eux. Cet élément n'est pas sensiblement modifié par le traitement et il peut servir à montrer qu'une eau d'égout et un effluent correspondent bien ensemble, ce qui est de la plus haute importance pour la fixation du pourcentage de la purification effectuée. Le dosage du chlore s'obtient en ajoutant, à une quantité connue de l'échantillon, une solution titrée de nitrate d'argent. On ajoute d'abord un peu de chromate de potasse pur et on y verse alors l'argent jusqu'à produire une couleur rouge permanente, due au chromate d'argent, ce qui n'a lieu qu'après que tout le chlore a été précipité.

Il faut remarquer que si les analyses que nous avons indiquées peuvent être réussies facilement sans qu'il soit besoin d'une longue pratique, l'interprétation des résultats demande au contraire des années de travail. Le Directeur d'un service d'épuration d'eaux d'égout saura assez vite obtenir des résultats et les appliquer aux circonstances particulières de son exploitation ; mais, s'il se trouve en présence d'eaux d'égout différentes des échantillons auxquels il est habitué, il éprouvera de grandes difficultés à tirer des conclusions utiles. Seul pourra le faire avec succès, un expert qui aura étudié la question sous toutes ses faces.

CHAPITRE X

CONCLUSIONS

Peut-êre est-il prématuré de formuler, aujourd'hui, une opinion bien arrêtée sur la question du traitement des eaux d'égout avant que la Commission royale, qui l'étudie actuellement, ait publié son rapport ; il faut espérer que ses conclusions seront bientôt connues et, bonnes ou mauvaises, elles s'imposeront avec l'autorité qui manque forcément à l'avis d'un seul, quelque compétence qu'il puisse avoir dans la matière.

Quoi qu'il en soit, et dussions-nous être en désaccord avec la Commission royale, notre opinion est que les procédés bactériens sont les seuls qui, en principe comme en fait, en théorie comme en pratique, permettent d'obtenir de bons résultats, et que le traitement subséquent par la terre est inutile, quelquefois même nuisible.

Anticiper ainsi sur le rapport de la Commission royale est bien hardi, car toutes ses réunions ont été tenues à huis-clos, rien n'a transpiré de ses délibérations; mais il est certain que les principaux représentants des procédés bactériens ont été appelés à déposer devant elle, et nous devons supposer qu'un pareil déploiement de compétences spéciales ne sera pas sans influence sur la décision à intervenir. Les membres de la Commission pourront-ils fermer les yeux sur les résultats obtenus à Sutton, Worcester-Park, Leeds, West Bromwich, Manchester, Oswestry, Hampton, Alton, Harrow, Haywards Heath, Maidstone, Woadford, Saint-Albans, Aylesbury, Barking, Crossness, Blackburn, Carlisle, etc., par le système de Sutton ou des aérobies ; à Exeter, Yeovil et Barrhead, par le « Septic tank » ou réservoir septique, c'est-à-dire par l'action des anaérobies suivie de la méthode aérobique ; et enfin dans de nombreux établissements publics et privés par l'un ou l'autre des deux systèmes ? A ce point de vue, il paraît bien peu probable que le rapport si longtemps attendu ne soit pas favorable aux idées que nous avons exposées ici.

Cette décision de la Commission, on la désire vivement. Beaucoup de villes ont retardé la modification ou la reconstruction d'installations existantes et attendent, pour prendre parti, un avis autorisé sur les problèmes qu'elles ont à solutionner. D'autres, mises en demeure de remédier à une insalubrité bien constatée, restent dans le *statu quo*, parce qu'elles attendent aussi la publication du rapport.

Jamais, peut-être, la question des eaux d'égout n'a tant occupé l'attention publique. Ce mouvement de l'opinion s'explique, en partie, par la constitution récente de corps spéciaux chargés de surveiller la contamination des rivières dans leurs propres districts, comme le Comité de la Mersey et de l'Irwell, le Bureau de West Riding of Yorkshire Rivers, par l'influence prise par les Conseils de comtés, et par l'activité du Service de la Protection de la Tamise, depuis l'acte de 1894 qui a élargi ses attributions; antérieurement, sa juridiction ne s'étendait pas au delà de deux milles en amont des rivières à partir de leur confluent avec la Tamise ; aujourd'hui, elle embrasse tout le bassin, sauf la vallée de la Lea, qui a son propre Comité de protection. Dans le ressort de la juridiction du Comité de la Mersey et de l'Irwell, on compte 413 manufactures qui déversent leurs eaux résiduaires directement dans ces rivières et une population de deux millions et un quart d'habitants dont les eaux d'égout y aboutissent finalement. On comprend par là l'importance de l'action des autorités pour prévenir la pollution des cours d'eau et la nécessité d'une vigilance de tous les instants.

Mais il n'y a vraiment pas, pour les autorités, de nécessité de surseoir ou de faire des essais, sauf peut-être pour des villes ou des fabriques dont les eaux d'égout sont d'une nature tout à fait exceptionnelle : toutes les fois que l'eau d'égout est normale, c'est-à-dire simplement domestique, ou que les eaux ménagères et les eaux vannes y dominent, la méthode d'épuration par les aérobies ou la méthode anaérobique peuvent être adoptées en toute sécurité. Chaque village, chaque maison de campagne, chaque établissement public peut ainsi avoir sa propre installation qui, sans dépense excessive, épure ses eaux résiduaires et empêche la contamination des cours d'eau voisins.

La question de l'utilisation des engrais contenus dans l'eau d'égout, pour récupérer la dépense du traitement, a été longuement discutée dans un chapitre précédent ; mais ce dont les autorités locales doivent bien se pénétrer c'est que l'eau d'égout est une *nuisance* dont il faut se défaire, et que la question du profit à en tirer est secondaire et ne doit passer qu'après la question d'hygiène. Les eaux usées sont les eaux usées après tout : chercher à y utiliser l'azote, c'est, suivant l'expression du Dr Dupré, vouloir tirer de l'argent de l'eau de la mer. A coup sûr, la quantité d'azote contenue dans les eaux d'égout est considérable, mais les frais nécessaires pour l'utiliser dépassent tellement sa valeur marchande qu'on ne peut baser sur cette combinaison une entreprise commerciale ou industrielle. Ceux qui ont calculé la valeur théorique de l'azote ont oublié qu'une bonne partie de cet élément est entraîné dans les eaux de drainage et par conséquent perdu.

En écrivant ce petit livre, nous nous sommes efforcé de ne pas confondre les faits avec les opinions et de n'appuyer ces dernières que d'arguments à la portée des conseillers et des ingénieurs municipaux auxquels cet ouvrage est principalement dédié. Si nous nous sommes écarté de cette règle, qu'on nous en excuse, car, dans un cadre aussi restreint, il ne nous était pas possible d'aborder tous les sujets qui se rattachent à une question aussi vaste.

Londres, 1899. Paris, 1901.

TABLEAU D'ÉQUIVALENCE

DES

MESURES ANGLAISES ET FRANÇAISES

Le yard (3 pieds)	0,914 m.
Le pied (foot) (12 pouces)	0,305 —
Le pouce (inch)	0,025 —
Le yard carré (9 pieds carrés) . .	0,836 mq.
Le pied carré (144 pouces carrés).	0,093 —
Le pouce carré	0,000645
L'acre	40,467 ares
Le gallon	4,543 lit.
Le yard cube	0,765 m³
Le pied cube	0,028 —
Le grain	0,000065 kg.

TABLE DES MATIÈRES

ANNEXE

ÉVREUX, IMPRIMERIE DE CHARLES HÉRISSEY

www.ingramcontent.com/pod-product-compliance
Ingram Content Group UK Ltd.
Pitfield, Milton Keynes, MK11 3LW, UK
UKHW022125190726
13855UKWH00003B/1041